Elektrosmog – Abhilfe leicht gemacht

W0057202

Barbara Newerla und
Dipl. Ing. Peter Newerla

Elektrosmog

····

Abhilfe leicht gemacht

Ein lebensnaher Ratgeber
zum sinnvollen Umgang mit Strom,
Handy, Bluetooth und W-LAN

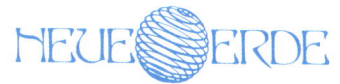

1. Auflage 2009

Barbara und Peter Newerla
Elektrosmog – Abhilfe leicht gemacht

© für die deutsche Ausgabe Neue Erde GmbH 2009
Alle Rechte vorbehalten.

Titelseite:
Foto: Fotosearch.com
Gestaltung: Dragon Design, GB

Satz und Gestaltung:
Dragon Design, GB
Gesetzt aus der News Gothic

Bildnachweis:
photos.com: 46, 52
photos.com / Dragon Design: 9, 21, 32, 38, 44
Dragon Design: 15, 16, 48
Fotolia.com: 10, 13, 17, 24, 27, 28, 34, 36, 43, 49, 51
Biosol.de: 45
Newerla: 30

Gesamtherstellung: Fuldaer Verlagsanstalt GmbH, Fulda

Printed in Germany

ISBN 978-3-89060-528-9

Neue Erde GmbH
Cecilienstr. 29 · 66111 Saarbrücken · Deutschland · Planet Erde
www.neue-erde.de

Inhalt

Vorwort

Das Thema Strahlung und Elektrosmog ist aktuell wie nie zuvor. Vor allem die explosive Verbreitung der Funktechnik in privaten Anwendungen – Mobilfunk, W-LAN und Bluetooth – macht nachdenklich und wirft die Frage auf, welchen Einfluß dies auf den Menschen und seine Gesundheit haben könnte. All diese Anwendungen arbeiten mit der sogenannten gepulsten Hochfrequenzstrahlung, deren gesundheitliche Auswirkungen umstritten sind und die das Potential hat, das Erbgut zu schädigen.

Strahlung ist ein vielschichtiges Phänomen. Im Prinzip kommt Strahlung überall vor. Strahlung kann wohltuend und heilsam sein, das Vorhandensein von Strahlung macht Leben, wie wir es kennen, überhaupt erst möglich. Strahlung kann aber auch krank machen und Leben zerstören.

Strahlung besteht physikalisch gesehen aus Schwingungen, und ein bekannter Physiker hat einmal gesagt: »Alles schwingt«. Das heißt, letztendlich besteht unsere Welt aus einer unendlichen Vielfalt von Schwingungen. Schwingungen, die sichtbar, hörbar und fühlbar sind wie zum Beispiel das Licht oder der Schall, aber auch viele andere, die wir, zumindest mit unseren physischen Sinnen, nicht wahrnehmen können wie zum Beispiel die Strahlung des Mobilfunks. Auch Materie ist letztendlich nur Schwingung in einer sehr verdichteten Form.

Das Leben auf diesem Planeten besteht also letztendlich aus Schwingungen in den unterschiedlichsten Formen und hat sich in einem Meer von Schwingungen entwickelt. Viele dieser natürlich vorkommenden Schwingungen brauchen wir zum Leben. Doch mit der Entdeckung des elektrischen Stroms und der damit einsetzenden »technischen Revolution« haben sich die Welt und die auf uns einwirkenden Schwingungen in relativ kurzer Zeit massiv verändert. Diese technischen Schwingungen bringen nun unseren Körper in Streß.

In Relation zu den Zeiträumen von Jahrmillionen, in denen sich unsere Körper im natürlichen Strahlungs- und Schwingungsfeld entwickelten, sind die 150 Jahre, in denen sich dieses natürliche Schwingungsspektrum durch die Nutzung der modernen Technologien extrem stark veränderte, gar nichts – so daß unseren Körpern kaum Zeit bleibt, mit dieser rasanten Entwicklung Schritt zu halten. Die Folge davon ist, daß wir krank werden. Und das Ausmaß ist erschreckend: 90 % aller Menschen leiden an oft massiven aber unklaren Befindlichkeitsstörungen wie Kopfschmerzen, Schlafstörungen, Kreislaufbeschwerden, Infektanfälligkeit, chronischer Müdigkeit und Erschöpfungszuständen oder Schmerzen, Pollen- und Nahrungsmittelallergien. Asthma und Neurodermitis sind zu Volkskrankheiten geworden, und oft sind auch schon die Kinder betroffen.

Muß das sein? – Wir meinen, nein!

Wir alle schätzen die Segnungen der modernen Technik und möchten auf vieles nicht mehr verzichten. Und das ist auch in den meisten Fällen nicht nötig, wenn man einige grundlegende Dinge weiß und beachtet.

Was ist Elektrosmog?

Wenn ein elektrischer Strom fließt oder ein Sender sendet, entstehen immer sogenannte elektrische und magnetische Felder.

Ein Feld ist der Bereich, in dem eine elektrische oder magnetische Kraft wirkt. Bei einem normalen Eisenmagneten ist es z. B. der Bereich, in dem er in der Lage ist, einen Gegenstand aus Eisen anzuziehen. Bei einem elektrischen oder elektromagnetischen Feld ist es der Bereich, in dem die Strahlung auf einen Gegenstand oder Körper eine meßbare Wirkung ausübt.

Die Stärke des Felds nimmt mit zunehmendem Abstand zum Verursacher stark ab. Genauso nimmt die schädliche Wirkung des Elektrosmogs ab, je weiter man von der Quelle entfernt ist.

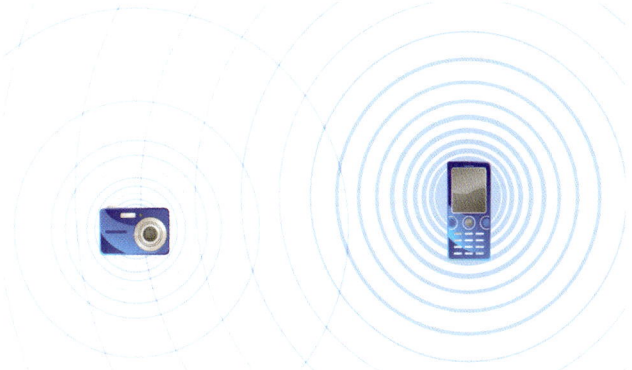

Als Elektrosmog bezeichnet man also elektrische, magnetische und elektromagnetische Felder.

Wie und wo entsteht Elektrosmog?

Elektrosmog entsteht:

1. **Überall wo Strom fließt.** Also in einem bestimmten Abstand von:

✦ Elektrischen Geräten
✦ Kabeln als Zuleitungen zu elektrischen Geräten
✦ Elektrischen Leitungen in der Wand und Steckdosen
✦ Eisen- und Straßenbahntrassen

Das **magnetische Feld** ist nur vorhanden, wenn der Strom fließt, das heißt, wenn das Gerät eingeschaltet ist oder im Stand-by Modus betrieben wird.

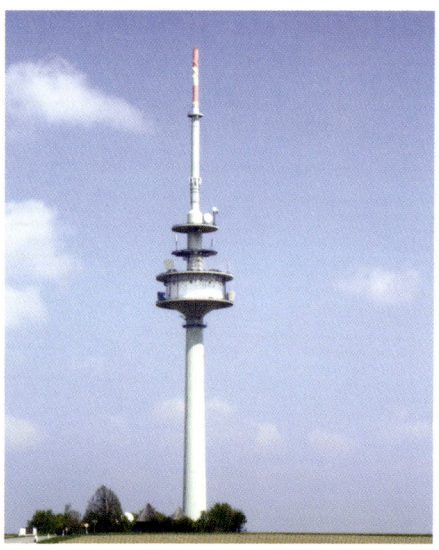

Das **elektrische Feld** kann leider auch dann vorhanden sein, wenn das Gerät ausgeschaltet ist.

2. Überall, wo mit Funk gearbeitet wird. Also in einem bestimmten Abstand von Sendern:

Hier kommen das elektrische und magnetische Feld immer gemeinsam vor. Man kann die beiden Feldarten nicht mehr voneinander trennen und bezeichnet diese Art der Strahlung dann als **elektromagnetisches Feld**. Es reicht je nach Art und Stärke mehrere Hundert Meter bis viele Kilometer weit und kommt vor in der Umgebung von:

✦ Radio- und Fernsehsendern
✦ Mobilfunksendemasten
✦ Radarsendern (in der Nähe von militärischen Anlagen und Flughäfen)
✦ Schnurlosen Telefonen
✦ Access-Points von kabellosen Computernetzwerken und Internetzugängen (W-LAN) z. B. in Bibliotheken, auf öffentlichen Plätzen, in Firmen, auf Flughäfen und Bahnhöfen, in Hotels
✦ W-LAN Karten in Notebooks
✦ W-LAN Routern zu Hause zum kabellosen Surfen im Internet
✦ kabellose Verbindungen von verschiedenen elektrischen Geräten (Bluetooth), z. B. Drucker, Tastatur, Maus, PC
✦ beim Telefonieren mit dem Handy.

Macht Elektrosmog wirklich krank?

Immer wieder wird behauptet, daß Elektrosmog und speziell auch die gepulste elektromagnetische Strahlung des Mobilfunks keine schädlichen Auswirkungen auf den Körper haben könnten. Die Argumentation stützt sich auf die Grundlage, daß die Intensität der Strahlung zu gering sei, um eine Erwärmung oder Überhitzung des Gewebes zu bewirken. Das heißt, es treten keine sofortigen Schäden, wie zum Beispiel Verbrennungen, auf.

Leider gibt es bisher aber auch keine Langzeitstudien, die beweisen würden, daß eine Dauerbelastung mit niederen Intensitäten über viele Jahre völlig unbedenklich ist.

Ganz im Gegenteil stellen viele Menschen fest, daß sie früher oder später Beschwerden bekommen, die eindeutig mit der Strahlung in Verbindung stehen, zum Beispiel, wenn ein neuer Mobilfunksendemast in der Umgebung aufgestellt oder ein modernes Schnurlostelefon angeschafft wurde.

Unsere jahrelange praktische Erfahrung als Baubiologen und die vieler Betroffener, kritischer Ärzte und naturheilkundlich arbeitender Therapeuten spricht eine deutliche Sprache: Elektrosmog ist neben anderen Belastungen unseres modernen Lebens ein wesentlicher Faktor, der den Körper massiv unter Streß setzt und damit viele Erkrankungen begünstigt oder auslöst, beziehungsweise den Heilungsprozeß verhindert.

Wie wirkt Elektrosmog?

Allein in einer Zelle laufen über 1000 sich gegenseitig beeinflussende Prozesse gleichzeitig ab. Um diese zu koordinieren, bedarf es ausgeklügelter Regelmechanismen, die ungestört ablaufen müssen, damit kein Chaos – und damit Krankheit, entsteht.

Diese Regelkreisläufe im Körper laufen auf verschiedenen Ebenen ab. Zum einen auf chemischer Ebene, d. h. die Konzentration verschiedener Stoffe in den Körperflüssigkeiten beeinflussen sich gegenseitig.

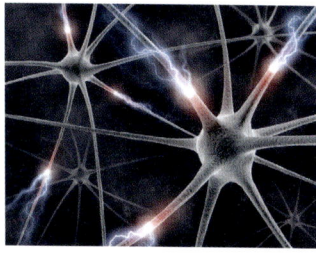

Zum anderen werden die nötigen Informationen aber auch mit Hilfe elektrischer Impulse und Schwingungen übertragen. Das heißt: Auch unser Körper funkt – er vermittelt lebenswichtige Informationen über Schwingungen und Wellen oder auch elektrischen Strom wie z. B. in den Nerven.

Aber was geschieht nun, wenn ihm da etwas dazwischenfunkt?

Unser Körper ist ein wunderbares Werkzeug – er kann viele Störimpulse einfach ausfiltern und als solche erkennen, aber je länger ein Störimpuls einwirkt und je ähnlicher er den körpereigenen Signalen ist, desto größer ist die Wahrscheinlichkeit, daß dieser tatsächlich zur Wirkung kommt und die Schutz- und Abwehrmechanismen des Körpers überwindet – auch weit unterhalb der gesetzlichen Grenzwerte. Dabei tritt dann keine Erwärmung des Gewebes auf, was bisher die einzige Grundlage der geltenden Grenzwerte ist, sondern es wird »nur« die körpereigene Kommunikation gestört. Leider ist die Wirkung von Elektro-smog also nicht nur eine Frage der Stärke, sondern auch der Art der Belastung: Man hat festgestellt, daß auch sehr geringe Intensitäten bestimmter Frequenzen und Sendeverfahren besonders stark wirken, weil sie der körpereigenen Informationsübertragung so ähnlich sind.

Das (Mobil-)Funkproblem

Eine dieser Strahlungen, die sich als besonders schädlich für den Körper erwiesen haben, ist die vom Mobilfunk bekannte Strahlung, die sogenannte *gepulste Hochfrequenzstrahlung*.

Was bedeutet gepulste Strahlung?

Jede Übertragung von Informationen findet über Schwingungen oder Wellen statt. Diese pflanzen sich durch Luft oder auch Materie über größere Distanzen fort und dienen als Träger für Informationen. Schallwellen zum Beispiel sind Träger für Geräusche, die dann in unserem Ohr ankommen und dort als Musik oder Worte mit einem bestimmten Informationsgehalt erkannt werden. Funksignale werden von Funkwellen übertragen. Im Radio kennen wir das z. B. als Ultrakurzwelle (UKW), Mittelwelle (MW) oder Langwelle (LW).

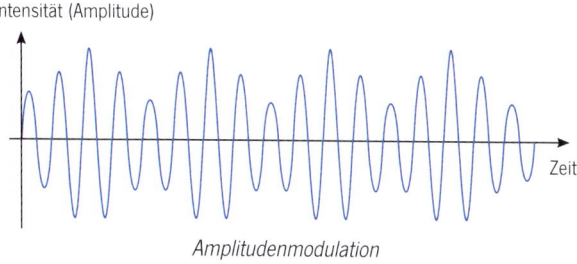

Amplitudenmodulation

Für den Mobilfunk hat man eine leicht veränderte Übertragungstechnik entwickelt. Diese hat den Vorteil, daß sie wesentlich mehr Informationen in der gleichen Zeit übertragen kann. Dabei wird das Signal nicht kontinuierlich gesendet, sondern in einem bestimmten Rhythmus ein- und ausgeschaltet. Dies nennt man gepulst.

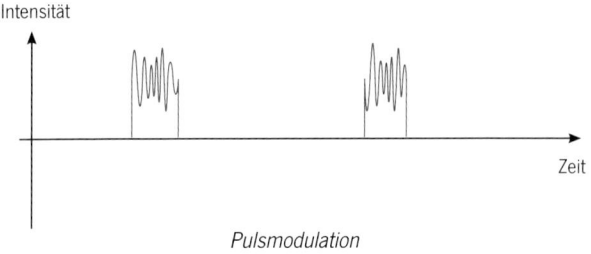

Pulsmodulation

Ungepulste Funkwellen werden bei der Radio- und Fernsehübertragung eingesetzt sowie beim Amateurfunk und der Satellitenübertragung.

Gepulste Funkwellen kommen bei fast allen modernen Funkanwendungen zum Einsatz: Mobilfunk- und Schnurlos-Telefonie, Bluetooth, W-LAN, modernem Polizeifunk sowie Radar.

Unglücklicherweise waren biologische Systeme schon vor Millionen von Jahren so schlau. Schon vor einiger Zeit hat man herausgefunden, daß unser Körper diese effektive Technik zur Informationsübertragung ebenfalls nutzt. Ein Teil der körperinternen Kommunikation läuft also auch mit gepulster Funkstrahlung von sehr geringer Intensität.

Kein Wunder also, daß vor allem die gepulste Funkstrahlung bereits unterhalb der geltenden Grenzwerte besondere gesundheitliche Auswirkungen hat.

Damit ist eigentlich klar, daß jede Anwendung, die mit gepulster Technik arbeitet, nur mit größter Vorsicht verwendet werden sollte!

Was können die Symptome einer Elektrosmogbelastung sein?

Elektrosmog wirkt stark auf das vegetative Nervensystem. Das vegetative oder autonome Nervensystem kontrolliert alle Funktionen des Körpers, die nicht willentlich beeinflußbar sind und automatisch ablaufen. Also zum Beispiel: Schlaf-Wach-Rhythmus, Verdauung, Herztätigkeit, Kreislauf, Blutdruck, Muskelspannung und Körpertemperatur.

Außerdem werden das Immunsystem und die Funktion der Zellen von Elektrosmog beeinflußt.

Folgende Symptome treten häufig auf:

Störungen des vegetativen Nervensystems
- ✦ Schlafstörungen
- ✦ Nervosität
- ✦ Kopfschmerzen
- ✦ Depressionen
- ✦ Herz-/Kreislauf
  beschwerden

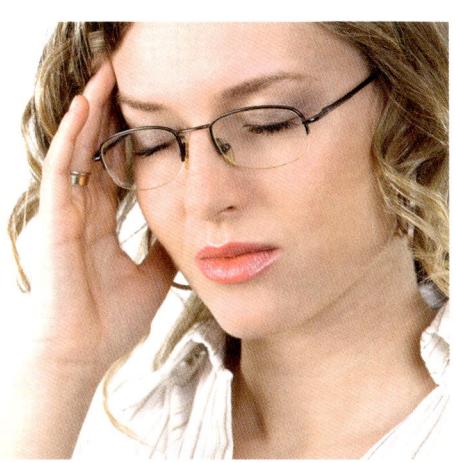

Immunsystem

+ Infektanfälligkeit
+ Allergien und Nahrungsmittelunverträglichkeiten
+ Neurodermitis

Chronische Müdigkeit und Erschöpfungszustände, unausgeruhtes Erwachen.

Therapieresistenz, Beschwerden bessern sich kurz oder gar nicht.

Krankheiten, die durch Elektrosmog gefördert, bzw. ausgelöst werden können

Krebs

Viele Studien weisen darauf hin, daß Elektrosmog die Entstehung von Krebs begünstigt. Elektrosmog führt nachgewiesenermaßen zu Veränderungen in der Erbinformation von Zellen, das heißt, er fördert die Entstehung von Krebszellen. Außerdem wird gleichzeitig das Immunsystem negativ beeinflußt sowie die Wirksamkeit von Hormonen herabgesetzt, die das Krebswachstum hemmen.

Erkrankungen des Nervensystems

Alzheimer Krankheit, Multiple Sklerose (MS), Amyotrophische Lateralsklerose (ALS).

Die Ursache dieser Erkrankungen ist aus medizinischer Sicht bislang weitgehend ungeklärt. Jedoch wird vermutet, daß bei MS und ALS Autoimmunprozesse eine Rolle spielen, d. h., daß das Immunsystem verrücktspielt und körpereigenes Gewebe angreift (s. Autoimmunerkrankungen). Da Elektrosmog das Immunsystem belastet, könnte er durchaus bei der Entstehung oder dem Fortschreiten dieser Erkrankungen eine maßgebliche Rolle spielen.

Bei der Alzheimer Krankheit finden sich dagegen bestimmte Eiweiße im Gehirn, die dort gar nicht vorkommen dürften, was auf eine vermehrte Durchlässigkeit der Blut-Hirn-Schranke hinweist. Dies kann zum Beispiel durch Elektrosmog verursacht sein. Verschiedene statistische Untersuchungen konnten außerdem zeigen, daß Arbeitnehmer, die in ihrem Beruf starken elektrischen und magnetischen Feldern ausgesetzt sind, ein wesentlich höheres Risiko aufweisen, an Alzheimer zu erkranken.

Autoimmunerkrankungen

Dies wären zum Beispiel: Chronisches Erschöpfungssyndrom, Colitis ulcerosa, Diabetes mellitus Typ 1, Fibromyalgie, Rheumatoide Arthritis, Sprue/Zöliakie, Multiple Sklerose.

Es gibt mehr als sechzig Autoimmunerkrankungen. Sie entstehen durch eine Fehlprogrammierung des Immunsystems. Es werden dabei körpereigene Zellen angegriffen und zerstört.

Das Immunsystem ist ein sehr komplexes System und medizinisch noch nicht vollständig erforscht. Man weiß eigentlich verhältnismäßig wenig über seine genaue Funktionsweise. Aus vielen Studien ist aber bekannt, daß das Immunsystem durch Elektrosmog als erstes geschädigt und somit der Boden für die obengenannten und weitere Krankheiten bereitet wird.

Auch wenn Elektrosmogbelastung nicht immer die alleinige Ursache für die genannten Erkrankungen ist, bringt eine Entlastung hier meist gute Resultate und eine wesentlich Verbesserung der Lebensqualität, bis hin zum Verschwinden von Symptomen, und ist ein wesentlicher Baustein im Heilungsprozeß!

Weitergehende Informationen zu den körperlichen Auswirkungen von Elektrosmog mit Hinweisen auf verschiedene Studien zum Thema finden Sie auch in unserem Buch »Strahlung und Elektrosmog«, das ebenfalls bei Neue Erde erschienen ist.

Was kann man für seine Gesundheit tun?

Grundsätzlich sollte man versuchen, die Belastung zu reduzieren, wo es geht. Wir sind heutzutage fast ständig und überall von Elektronik umgeben und wissen auch die Vorteile durchaus zu schätzen – niemand möchte zurück in die Steinzeit. Was wir aber brauchen, ist ein vernünftiger Umgang mit der modernen Technik, so daß sie ihren Nutzen entfalten kann, ohne unsere Gesundheit zu schädigen. Mit ein wenig Wissen und Bewußtheit ist dies durchaus möglich, und die Strahlenbelastung kann oft mit wenig Aufwand drastisch gesenkt werden.

Elektrosmog sinnvoll reduzieren

Wie wir bereits wissen, entsteht Elektrosmog überall, wo mit Elektrizität oder Funk gearbeitet wird: an allen elektrischen Geräten und ihren Zuleitungen, Lampen, in Gebäuden durch das Stromnetz, durch Rundfunk-, Fernseh- und Mobilfunksender, beim mobilen Telefonieren usw.

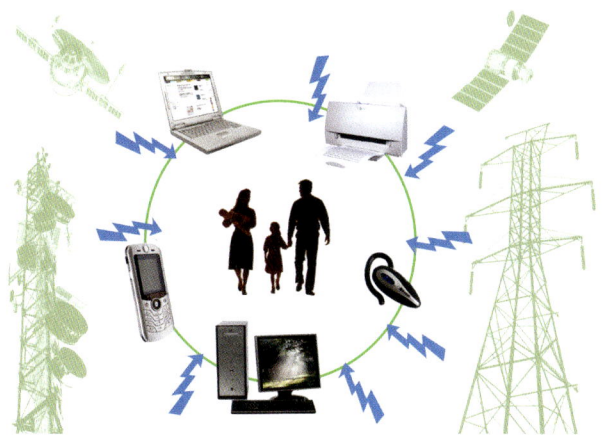

Elektrosmog ist also sowohl beruflich wie privat überall präsent.

Aber welche Belastungen sind wirklich relevant, was sollte man unbedingt vermeiden und welche Maßnahmen bringen den größten Gewinn?

Diese Fragen wollen wir in den folgenden Kapiteln klären.

Wir beschränken uns dabei bewußt auf die wichtigsten Punkte, die im heutigen Alltag meist den Löwenanteil der Strahlenbelastung ausmachen. Setzt man diese um, hat man so bereits meist 80 - 90% der relevanten Elektrosmogbelastung beseitigt.

Natürlich gibt es darüber hinaus viele weitere mögliche »Störer«, die im individuellen Fall ebenfalls eine starke Belastung darstellen können. Diese zu behandeln, würde allerdings den Rahmen dieses Büchleins sprengen. Wer mehr wissen, mehr tun und tiefer in die Materie einsteigen möchte, kann dies mit unserem Buch »Strahlung und Elektrosmog« tun. Es ist 2003 bei Neue Erde erschienen und seit 2007 in einer überarbeiteten und aktualisierten Neuauflage wieder erhältlich.

Die wichtigsten Maßnahmen

Die wichtigsten Maßnahmen zur Verminderung der Elektrosmogbelastung kann man in zwei Punkten zusammenfassen:

1. Funkstrahlung (Hochfrequenz) reduzieren (Handy, Mobilfunksendemasten, Schnurlostelefon, W-LAN, Bluetooth).

2. Den Schlafplatz entlasten.

In den folgenden Kapiteln gehen wir nun näher auf die einzelnen Punkte ein und geben Hinweise im Umgang damit.

Funkstrahlung reduzieren

Mobilfunksendemasten und Mobiltelefone

Mit der Ausbreitung der modernen Mobilfunktechnologie und damit auch ihrer Sendestationen begann vor etwa zehn Jahren die öffentliche Diskussion um die möglicherweise gesundheitsschädliche Wirkung von Elektrosmog und der gepulsten Hochfrequenz (Mobilfunkstrahlung). Seit damals sind bis heute viele Anwendungen dieser neuen Technologie hinzugekommen, und die moderne Funktechnik ist sowohl beruflich als auch privat überall präsent: mobiles Telefonieren, kabelloses Surfen im Internet, Computer, Tastatur, Maus und Drucker, die per Funk verbunden sind.

Um so wichtiger ist es, daß wir über den richtigen Umgang mit dieser Technik, ihre Gefahren und Risiken informiert sind und als mündige Bürger bewußt entscheiden können, wie wir damit umgehen möchten.

Handys

Inzwischen weiß fast jede/r, daß das Telefonieren mit dem Handy nicht unbedingt gesund ist, und trotzdem möchte kaum jemand darauf verzichten. Zugegeben, oft ist es praktisch und manchmal auch durchaus sinnvoll, z. B. für Mütter, die unterwegs sein müssen und trotzdem für ihre Kinder in Notfällen erreichbar sein möchten, oder bei nächtlichen Autopannen auf einsamer Strecke. In solchen Situationen ist das Handy heute nicht mehr wegzudenken. Es gibt aber auch viele andere Gelegenheiten, die mindestens 90% des allgemeinen Handygebrauchs ausmachen, bei denen sich die Frage stellt, ob der gesundheitliche Preis, den man dafür zahlt, nicht zu hoch ist. Man sollte sich also einfach gut überlegen, wann und wie man sein Handy benutzt.

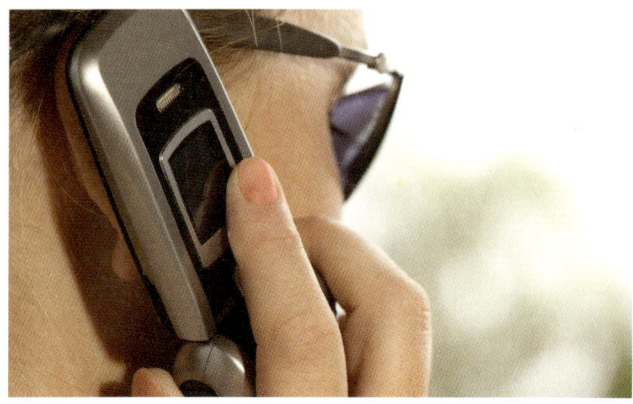

Wirkung der Mobilfunkstrahlung

Verschiedene Studien haben sich im Laufe der letzten Jahre mit der gepulsten Strahlung des Mobilfunks befaßt. Was sie herausgefunden haben, gilt noch immer nicht als wissenschaftlicher Beweis für die Schädlichkeit der Strahlung, sollte aber zu denken geben. Die Stärke der Strahlung, wie sie in diesen Studien untersucht wurde, liegt weit unter den gesetzlichen Grenzwerten und im Bereich dessen, dem man sich aussetzt, wenn man mit einem Handy telefoniert:

◆ Verschiedene Forscher fanden Veränderungen der Gehirnströme durch den Einfluß von Handystrahlung. Es treten nach einem Handy-telefonat bisher unbekannte Muster von Gehirnströmen auf, die auch lange nach Beendigung des Telefonats noch anhalten. Am bekann-testen sind die Forschungen von Dr. Lebrecht von Klitzing von der Medizinischen Universität Lübeck.

◆ Prof. Dr. Peter Semm von der Universität Frankfurt forschte für die Telekom. Eigentlich sollte er nichts finden – leider fand er doch her-aus, daß Nervenzellen auf gepulste Mobilfunkstrahlung reagieren.

◆ Mehrere Studien fanden eine Beeinflussung des **Schlafs** bei Versuchspersonen, die während der Nacht der Strahlung eines Mobilfunktelefons ausgesetzt waren. Die **REM-Phasen** waren deutlich vermindert und die Alpha-Gehirnwellen wurden von der Strahlung beeinflußt.

◆ **H. Lai und N. Singh** von der Universität Washington fanden nach Handybestrahlung vermehrt **DNS-Brüche** im Gehirn. Die Erbinformation von Gehirnzellen wird geschädigt und das Risiko für die Entwicklung eines Tumors steigt. Dabei lag die absorbierte Energie pro Kilogramm Körpergewicht (SAR*) sogar noch unter dem heute für Handys zulässigen Wert von 2 W/kg!

◆ **Dr. Michael Repachioli** fand heraus, daß Mäuse, die neun Monate mit gepulster Hochfrequenz bestrahlt wurden, wie sie von Handys ausgeht, eine doppelt so hohe **Krebs**rate aufwiesen wie die unbestrahlte Kontrollgruppe. Eigentlich wollten er und seine Kollegen mit ihrer Studie das Gegenteil beweisen.

◆ Schwedische Wissenschaftler fanden heraus, daß Mobilfunkstrahlung die **Blut-Hirn-Schranke** öffnet, so daß Giftstoffe und Eiweißkörper ungehindert ins Gehirn eindringen und die empfindlichen Nervenzellen schädigen können. Inzwischen wurde dies auch durch eine deutsche Wissenschaftlergruppe bestätigt.

◆ Wissenschaftler der Uniklinik Zürich entdeckten, daß die **Immunreaktion** von Zellen durch Handystrahlung um 90% vermindert wird.

◆ Das System der körpereigenen Stimulanzien wird von Handystrahlung ungünstig beeinflußt. **Ungewöhnliche Gefühlszustände** können auftreten: das Erleben von Freude, Panikattacken, Neurosen, Psychosen

---

* Die spezifische Absorptionsrate gibt an, wieviel Energie pro Kilogramm Körpergewicht vom Gewebe absorbiert (= aufgenommen) wird. Dies ist nur ein Teil dessen, was von der Sendeantenne abgegeben wird. Die Begrenzung dieser Absorptionsrate ist ein international weitgehend akzeptiertes Strahlenschutzkriterium im Bereich hochfrequenter elektromagnetischer Felder.

sind möglich. Bei Ratten und Affen wurde die Einflußnahme von Mikrowellen auf Lernen, Gedächtnis, Zeitwahrnehmung und Aufmerksamkeit bei sehr geringen spezifischen Absorptionsraten (SAR) gefunden.

◆ Eine neue Forschungsarbeit des Max-Planck-Instituts für Kolloid- und Grenzflächenforschung zeigt: Menschliche Zellen könnten beim Mobiltelefonieren viel stärker erhitzt werden als bislang angenommen. Nicht nur um maximal 1 °C, wie dies die Grenzwerte vermeintlich zusichern, sondern um sage und schreibe bis zu 100 °C. Derartige Temperaturspitzen können im Gehirn die empfindlichen Synapsen, das sind die elektrochemischen Schaltstellen für Denkvorgänge, schädigen.

◆ Bekannt geworden sind inzwischen auch aufsehenerregende Verfahren amerikanischer Bürger gegen Mobilfunkbetreiber, die ihre Gehirntumorerkrankungen eindeutig auf den Einfluß des mobilen Telefonierens zurückführen.

Trotz dieser beunruhigenden Ergebnisse gibt es immer noch Wissenschaftler, die lautstark verkünden, daß elektromagnetische Strahlung keine Wirkung haben könne, weil man sie »mit dem Finger nicht spüren kann«, und Mobilfunkunternehmen bieten das »Easy-Phone« für Kinder im Kindergartenalter an.

Inzwischen gibt es aber auch vermehrt von verschiedenen Seiten Reaktionen auf die wissenschaftlichen Erkenntnisse und praktischen Erfahrungen:

◆ Versicherer schließen Schäden durch elektromagnetische Strahlung aus ihren Versicherungsleistungen aus oder verlangen wesentlich höhere Prämien.

◆ In Bangladesh ist für Jugendliche unter 16 Jahren das Telefonieren mit Handys verboten.

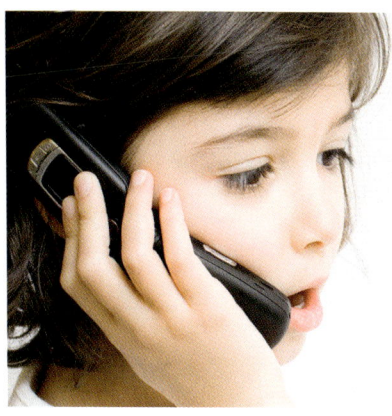

♦ An englischen Schulen wird vor Handygebrauch offiziell gewarnt.

♦ Das Bundesumweltministerium fordert, daß Kinder grundsätzlich nicht mit dem Handy telefonieren sollten.

♦ Ärzte schließen sich zusammen und warnen vor den Gefahren des Mobilfunks.

♦ Das Bundesamt für Strahlenschutz fordert die Hersteller auf, vorsorglich die Strahlung von Handys und DECT-Schnurlostelefonen zu reduzieren.

♦ Fachgremien der Telekom räumen inzwischen die Möglichkeit von athermischen* Effekten (wie im Kapitel »Wirkung von Mobilfunkstrahlung« beschrieben) ein.

»Die Gesundheit der nachfolgenden Generationen ist in Gefahr«,
ist die besorgniserregende Meldung des russischen nationalen Komitees zum Schutz vor nichtionisierender Strahlung vom 14. April 2008. Es bestehe höchste Dringlichkeit.

*nicht durch Erwärmung des Gewebes verursachte

Kinder und Jugendliche sind, nach wissenschaftlichen Erkenntnissen wegen ihrer dünneren Schädeldecke, der kleineren Köpfe, der größeren Gewebeleitfähigkeit und des noch nicht voll entwickelten Nervensystems mehr gefährdet als Erwachsene. Es wurden Konzentrations- und Gedächtnisschwäche, verringerte Denkfähigkeit, Lernstörungen und nachlassende Leistungen in der Schule bei Jugendlichen beobachtet, die häufig mit dem Handy telefonieren. Als weitere Symptome fanden die russischen Wissenschaftler außerdem Schlafprobleme, Tumore, Degeneration der Nervenstrukturen, Depressionen, eine erhöhte Streßempfindlichkeit und Neigung zu Epilepsie.

Möglicherweise wird also die Gehirnentwicklung unserer Kinder durch exzessiven Handygebrauch massiv beeinträchtigt!

Der richtige Umgang mit dem Handy

✦ Telefonieren Sie nur mit dem Handy, wenn es unbedingt sein muß und verwenden Sie ein Handy mit möglichst **niedrigem SAR-Wert**. Der SAR-Wert gibt an, wieviel Energie (Strahlung) pro Kilogramm Körpergewicht vom Gewebe aufgenommen wird. Je weniger desto besser. Die SAR-Werte der meisten Handymodelle können Sie unter www.handywerte.de abrufen.

✦ Benutzen Sie ein Handy mit **Freisprechfunktion** und nutzen Sie diese, wann immer möglich. Damit läßt sich die Lautstärke so ein-

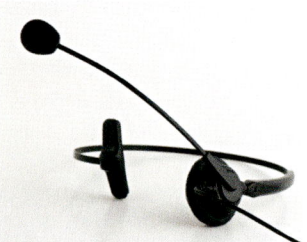
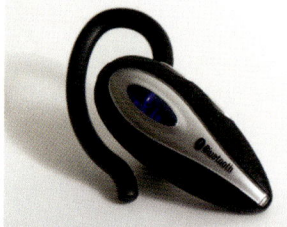

stellen, daß Sie das Handy zum Telefonieren nicht direkt ans Ohr halten müssen bzw. es vor sich auf den Tisch legen können. Damit haben Sie die Strahlung bestmöglich minimiert, denn je weniger Körperkontakt und je weiter das Handy von Ihnen entfernt ist, desto geringer ist die Strahlung, die auf Ihren Körper wirkt.

✦ Nicht ganz so gut, aber immer noch besser, als das Handy direkt ans Ohr zu halten, ist ein **kabelgebundenes, strahlungsreduziertes Headset**. Zum Beispiel das **Aero 99** der Firma Gigahertz Solutions (Adresse siehe Anhang).

✦ Konventionelle Headsets oder Bluetooth-Headsets bringen keine Verbesserung. Leider leiten die Kabel die Strahlung weiter, und bei den kabellosen Varianten sitzt der strahlende Sender direkt im Ohr.

✦ Halten Sie Gespräche mit dem Handy grundsätzlich möglichst kurz, denn die Strahlung ist auch mit Freisprechfunktion oder Headset so hoch, daß sie auf Dauer die Gesundheit schädigen kann!

Werte zur möglichen Stärke der Strahlung finden Sie auf Seite 41.

Tip: Eine weitere Möglichkeit ist, wenn man z. B. aus beruflichen Gründen nicht auf das Handy verzichten kann, mit Rufumleitungen zu arbeiten. Dabei werden ankommende Telefonate vom Handy auf beliebig wählbare Festnetztelefone umgeleitet. So kann man zumindest dann auf das Telefonieren mit dem Handy verzichten, wenn man sich in der Nähe eines Festnetztelefons befindet. Die Anrufer brauchen aber jeweils immer nur die mobile Nummer zu wählen.

Voraussetzung dafür ist ein entsprechender Tarif, der einen Rufumleitungsdienst beinhaltet.

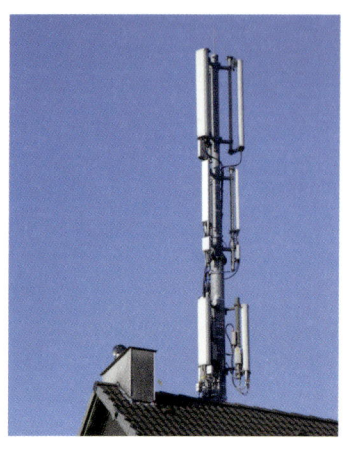

Sendemasten

Genauso wie Handys, strahlen auch die Sendeantennen des Mobilfunks. Je mehr Antennen am Mast und je mehr Menschen telefonieren, desto stärker ist die Strahlung. In Städten und dicht besiedelten Gebieten hat man heutzutage fast immer einen Sendemast in unmittelbarer Nähe des Wohnorts. Leider kann man aber kaum sagen, ab welcher Distanz ein Sendemast wirklich ein Problem ist, da sich die Strahlung sehr unberechenbar verhält. Sie wird von massiven Bauwerken stark reflektiert, ähnlich wie Lichtstrahlen von einem Spiegel. Dadurch ist man bei dichter Bebauung oft gut geschützt, aber es kann aus demselben Grund auch an Stellen, an denen man es vielleicht nicht vermuten würde, zu hohen Werten kommen. So entstehen zum Beispiel öfter sogenannte »Hotspots«. Das heißt an Stellen, wo man nicht damit rechnen würde, kann man plötzlich hohe Werte messen, weil sich hier mehrere »gespiegelte« Strahlen treffen und in ihrer Wirkung addieren. Ob ein Sendemast also gefährlich strahlt, muß man im Einzelfall immer individuell messen!

Anhaltspunkte für eine mögliche Gefährdung könnten sein:

◆ direkter Sichtkontakt
◆ Entfernungen unter 1,5 km (je nach Topographie und Bebauung)
◆ wenig Bebauung zwischen Sendemast und Wohnort.
◆ Höhe: Je weiter oben man wohnt, desto mehr Strahlung bekommt man in der Regel ab.
◆ Je mehr Antennen am Mast, desto mehr Strahlung.

Wir empfehlen:

Vermutet man eine Belastung durch einen Sendemast, kann man als Laie leider nicht viel tun. Man kann aber eine Messung von einem Baubiologen durchführen lassen (Adressen im Anhang). Dieser ermittelt die Stärke der Strahlung und wird dann entsprechende Maßnahmen zur Abschirmung empfehlen. Die Wirkung einer Abschirmmaßnahme sollte dann immer mit einer Kontrollmessung überprüft werden!

Achtung! Versuchen Sie nicht selbst zu messen. Vermeintlich günstige Meßgeräte bringen keine korrekten Werte, und auch das richtige Messen will gelernt sein. Wir empfehlen dringend, sich an einen entsprechend ausgebildeten Baubiologen zu wenden und sich nach seiner Qualifikation zu erkundigen!

Kabellose Funktechnik zu Hause: Bluetooth, W-LAN & Co.

Trotz der inzwischen sehr hohen Dichte der Standorte, sind Sendemasten heute meist nicht mehr die gefährlichsten Strahlungsquellen. Oft sind sie, zumindest im ländlichen Raum, weit genug entfernt und/ oder sie werden von massiven Hauswänden abgeschirmt.

Leider liegt das Problem inzwischen sehr viel näher, meist sogar innerhalb der eigenen vier Wände: Man holt sich heute mit kabellosen Internetzugängen und Heimnetzwerken, mit Bluetooth, DECT & Co. den Sendemast direkt ins Haus, in nächste Nähe von Schlaf-, Arbeits- und anderen Daueraufenthaltsplätzen.

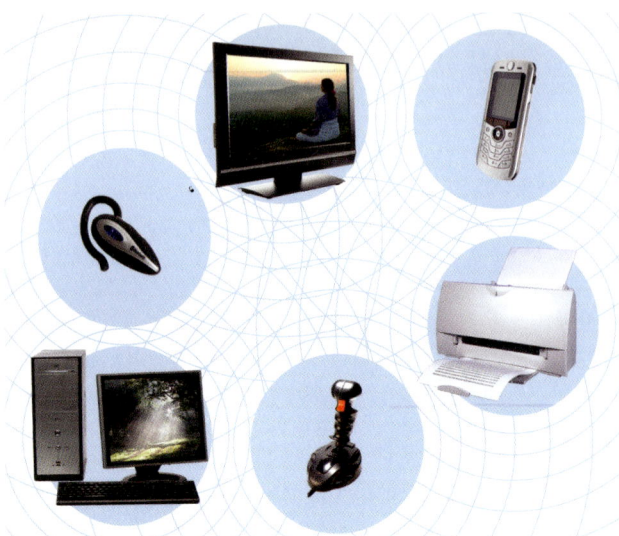

Die massivsten und gefährlichsten Elektrosmogerzeuger zu Hause und am Arbeitsplatz sind also alle Geräte, die mit Funktechnik, das heißt gepulster Hochfrequenz wie beim Mobilfunk, arbeiten. Das sind z. B. Schnurlostelefone und alle kabellosen Verbindungen zwischen mehreren Computern und anderen Geräten (Bluetooth) sowie der kabellose Internetzugang (W-LAN). Nach wie vor schadet diese Art von Strahlung dem Körper am meisten. Die Art und Wirkung der Strahlung entspricht grundsätzlich der Mobilfunkstrahlung, wie im Kapitel über Handys beschrieben (siehe S. 24). Allerdings ist die Sendeleistung und damit die Stärke der Strahlung von Bluetooth und W-LAN etwas niedriger. DECT-Schnurlostelefone kommen auf eine ähnliche Intensität wie Handys. Genaue Vergleichswerte finden Sie auf Seite 41.

<u>Folgende Symptome</u> treten häufig schon bald nach der Installation von Schnurlostelefonen, Bluetooth oder W-LAN auf:

Schlafstörungen, Kopfschmerzen, Katergefühl, Gliederschmerzen, Übelkeit, Schwindel, Schwierigkeiten mit dem Blutdruck und Kreislaufprobleme, Herzrhythmusstörungen, Konzentrationsschwierigkeiten, Nervosität, Immunschwäche, d. h. häufige Infekte.

Besonders <u>Kinder</u> scheinen nach den Beobachtungen vieler Kinderärzte stark darauf zu reagieren. Sie sind nervös, unkonzentriert, aggressiv, machen ins Bett und sind häufig krank.

Aber auch wenn man (noch) keine Symptome hat, heißt das nicht, daß die Strahlung keine schädlichen Auswirkungen hat! <u>Manche Menschen können die Belastung sehr lange kompensieren</u>, aber die Folgen sind dann manchmal um so gravierender.

DECT-Schnurlostelefone

Das größte Problem in den eigenen vier Wänden sind seit vielen Jahren schnurlose Telefone nach dem DECT-Standard. DECT bedeutet »Digital European Cordless Telecommunication« und bezeichnet eine spezielle Art der Datenübertragung. Fast alle modernen Schnurlostelefone verwenden diese Technik. DECT sendet mit gepulster Strahlung und hohen Intensitäten 24 Stunden am Tag, egal ob telefoniert wird oder nicht.

Die <u>Dauerstrahlung geht dabei von der Basisstation aus</u>, die Handgeräte strahlen nur, wenn telefoniert wird.

Durch die räumliche Nähe der Basisstationen erreicht die Strahlenbelastung im häuslichen Umfeld meist Werte, bei denen man sich um den nächsten Mobilfunksendemast keine Gedanken mehr zu machen braucht.

Dies kann <u>massive Gesundheitsstörung</u>en zur Folge haben. Die Stärke der Strahlung liegt oft in einem Bereich, in dem bereits in mehreren Studien Veränderungen der <u>Erbsubstanz</u> und Störungen in der <u>Reizleitung in Nerven</u> sowie Hirnstromveränderungen nachgewiesen wurden. Inzwischen rät auch das Bundesamt für Strahlenschutz vom Gebrauch von DECT-Telefonen ab und fordert die Hersteller auf, die Strahlenbelastung drastisch zu senken.

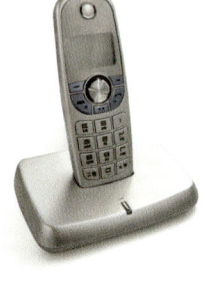

Neueste strahlungsreduzierte Modelle:

Nachdem das Bundesamt für Strahlenschutz inzwischen auch das Risiko der digitalen Funktechnik erkannt und die Hersteller von Schnurlostelefonen aufgefordert hat, die Strahlenbelastung vorsorglich zu senken, gibt es nun strahlungsreduzierte DECT-Schnurlostelefone. Oft ist die Reduktion allerdings nur unzureichend.

Viele schalten nur ab, wenn das Mobilteil in der Basisstation steckt, andere reduzieren die Strahlung nach einiger Zeit, wenn nicht telefoniert wird, egal wo sich das Mobilteil befindet.

Einen Überblick über die verschiedenen Modelle bietet zum Beispiel im Internet die Seite www.schnurlostelefon.de.

Was auch bei den neuen Modellen bleibt, ist die hohe Strahlenbelastung während des Telefonats. Diese entspricht in etwa der eines Handys!

Eine brauchbare Alternative zu DECT war bisher auch die Vorgängertechnik CT1+. CT1+ sendet im Gegensatz zu DECT ungepulst und mit wesentlich geringeren Intensitäten und ist damit längst nicht so gesundheitsschädlich. Leider wurden die Sendefrequenzen für diese Telefone ab 1. 1. 2009 anderweitig vergeben. Offiziell ist es ab diesem Zeitpunkt nicht mehr erlaubt, diese zu betreiben.

Benutzt man bisher ein solches Telefon, wird der Betrieb in der Regel geduldet, solange es niemanden stört. Dies ist nach Expertenmeinung aber eher unwahrscheinlich. Nach Aussagen der Bundesnetzagentur wird man im Fall einer Störung verwarnt, im Gegensatz zu den vielfach in den Medien verbreiteten Informationen, muß man aber erst im Wiederholungsfall mit einem Bußgeld rechnen.

Wir empfehlen:
Schaffen Sie ihr altes DECT-Telefon, falls Sie eines besitzen, schnellstmöglich ab! Diese Telefone gehören zu den stärksten und schädlichsten Strahlungsquellen im häuslichen Umfeld.

Da auch die strahlenreduzierten DECT-Telefone immer noch eine große Belastung darstellen (vergleichbar mit einem Handytelefonat), empfehlen wir, möglichst ein schnurgebundenes Telefon zu verwenden.

Muß es unbedingt ein Schnurloses sein, empfehlen wir das Siemens Gigaset A580. Es strahlt im Eco Modus+ nur, während telefoniert wird und senkt die Strahlenbelastung am Mobilteil automatisch, wenn der Empfang gut ist. Es ist außerdem im Vergleich sehr günstig und bietet eine gute Sprachqualität.

Tip: Wenn man nicht auf ein schnurloses Telefon, verzichten möchte, bietet es sich an, eine schnurgebundene und eine kabellose Variante parallel zu installieren. Man kann in der Regel ohne Probleme zwei Endgeräte auf dieselbe Nummer schalten. So kann man längere Gespräche am Kabeltelefon führen und genießt trotzdem den Komfort der Mobilität mit dem Schnurlosen, wenn man es wirklich braucht.

Achtung! Hier sind keine Kombigeräte gemeint, die schnurlos und schnurgebunden kombinieren, denn hier strahlt ja die Basisstation trotzdem, da sie das Mobilteil bedienen muß, falls es gebraucht wird. Verwenden Sie wirklich zwei unabhängig voneinander arbeitende Telefone.

Falls man sein bisheriges nicht-strahlungsreduziertes DECT-Telefon nicht ersetzen kann, sollte man unbedingt zumindest die Basisstation

abschirmen und möglichst weit von Schlaf- und Daueraufenthalts- plätzen entfernt aufstellen. Abschirmboxen gibt es zum Beispiel bei www.biosol.de. Nachts sollte man außerdem das Telefon ausstecken oder eine Zeitschaltuhr installieren, die dann automatisch abschaltet.

Bluetooth

Die Bluetooth-Technologie ermöglicht eine Kurzstreckenfunkverbindung aller möglichen Geräte untereinander wie zum Beispiel: PC, Laptop, Palmtop, Drucker, Scanner, Maus, Tastatur, Kamera, Telefon, Handy, Headset usw. Jedes dieser Geräte enthält einen eingebauten Sender und Empfänger, der die kabellose Kommunikation ermöglicht. Mit Bluetooth kann man bis zu acht Geräte ohne Sichtverbindung aktiv miteinander verbinden. Die Reichweite beträgt in der höchsten Leistungsklasse bis zu 100 Metern.

Jedes Gerät, das mit Bluetooth arbeitet, strahlt mit gepulster, hochfrequenter, elektromagnetischer Strahlung, solange es eingeschaltet

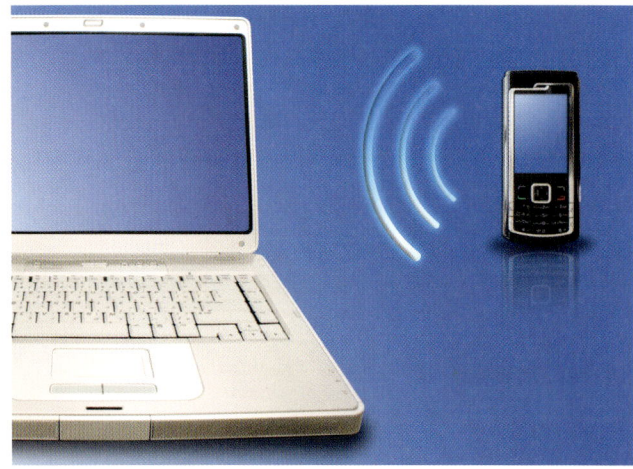

ist. Je nach Leistungsklasse ist die Stärke des Strahlungsfeldes unterschiedlich hoch und überschreitet noch im Abstand von einem Meter die baubiologischen Empfehlungen um das 80- bis 8000-fache.

Meistens ist der Arbeitsabstand zum jeweiligen Gerät im Alltag aber noch wesentlich geringer. Maus, Tastatur und Bildschirm sind z. B. nur wenige Zentimeter vom Körper entfernt. Extrem kritisch wird es außerdem bei kabellosen Headsets, da hier der Sender direkt am oder im Ohr sitzt. Zudem werden in der Regel mindestens zwei oder noch mehr Bluetooth-Geräte (oder auch zusätzlich W-LAN, s. u.) in einem Raum vorhanden sein. Entsprechend erhöht sich die Strahlenbelastung weiter, und durch Überlagerung der verschiedenen Felder unterschiedlicher Geräte kann es an bestimmten Punkten im Raum zu extrem hohen Intensitäten, sogenannten Hotspots, kommen.

Wir empfehlen:
Verwenden Sie konventionelle Kabelverbindungen. Sie sind zwar manchmal lästig, aber Ihre Gesundheit wird es Ihnen danken.

Oder wie oft im Jahr gehen Sie mit Ihrer Maus und Tastatur oder Ihrem Drucker unterm Arm spazieren? Meist bleiben Sie damit in der Nähe Ihres Bildschirms, schon aus ganz praktischen Erwägungen. Also: Bluetooth ist zwar schick, aber schädlich und meist gar nicht nötig!

W-LAN (Wireless Local Area Network)

(zu deutsch: drahtloses örtliches Netzwerk)

Mit W-LAN können mehrere Computer oder Notebooks per Funk zu einem Netzwerk und mit dem Internet verbunden werden.

Ähnlich wie beim Schnurlostelefon oder Mobilfunk wird die Verbindung über eine Basisstation hergestellt, dem sogenannten »Access-Point« oder Zugangsknotenpunkt. Die Reichweite beträgt bis zu ca. 300 m.

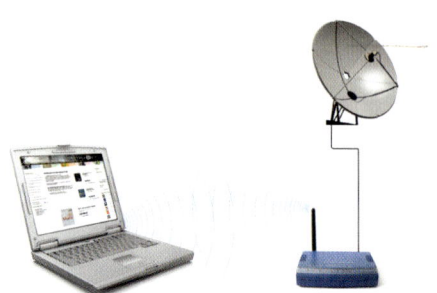

Im privaten Bereich und zur Verbindung mit dem Internet ist der Access-Point bereits in den DSL-Router* integriert.

Inzwischen sind fast alle Router mit W-LAN ausgestattet. Meist kann man es aber abschalten.

Damit die Verbindung funktioniert, ist auch im PC oder Notebook ein Sender bzw. Empfänger installiert, die sogenannte W-LAN- oder Funkkarte.

W-LAN im öffentlichen Bereich: Es gibt inzwischen vielerorts W-LAN Netze verschiedener Mobilfunkbetreiber im öffentlichen Bereich. Überall dort, wo viele Menschen unterwegs sind und eventuell das Bedürfnis haben könnten, im Internet zu surfen oder ihre E-Mails abzurufen. Jeder Betreiber hat seine eigenen Sendeantennen auf öffentlichen Plätzen, in Büchereien, Universitäten, Flughäfen und Bahnstationen, über die man kabellos im Internet surfen kann. Auch in Hotels, Cafés, Restaurants und Zügen wird inzwischen meistens W-LAN angeboten. Die Access-Points nennt man hier auch »Hot-Spots«, und ihre Standorte kann man im Internet abrufen.

* von engl. *to route*, »leiten« oder »führen«. Der Router ist das Gerät, das die Signale aus dem Internet an den eigenen PC weiterleitet und umgekehrt. Es wird an die Telefondose angeschlossen. DSL ist eine moderne Telefonleitung, die besonders viele Daten in kurzer Zeit übertragen kann.

W-LAN am Arbeitsplatz: W-LAN ist in den meisten Firmen heute Standard. Hier wird es seit langer Zeit eingesetzt, um die PCs aller Mitarbeiter zu vernetzen und den kabellosen Zugang zum Internet zu ermöglichen, und von hier ging auch die Verbreitung des W-LAN in den öffentlichen und privaten Bereich aus.

W-LAN zu Hause: Inzwischen sind alle PCs und Notebooks standardmäßig mit einer Funkkarte ausgerüstet, und die zusätzlich nötige Technik ist so billig geworden, daß sich W-LAN auch im privaten Bereich immer mehr verbreitet. Hier geht es weniger um die Vernetzung mehrerer Computer als um den kabellosen Internetzugang. Immer und überall im Internet surfen oder E-Mails abrufen, Filme oder Musik aus dem Internet direkt mit der eigenen HiFi-Anlage oder dem Fernsehgerät empfangen und abspielen, Haushaltsgeräte über den Computer steuern – die drahtlose Funkverbindung macht es ohne lästiges Kabelverlegen möglich.

Strahlenbelastung: Leider strahlen Access-Points, W-LAN-Router und Funkkarten in PCs und Notebooks, auch wenn keine Daten übertragen werden, nonstop gepulste Hochfrequenz ab, da sie immer eine »Stand-by-Verbindung« aufrechterhalten.

In einem Meter Abstand von W-LAN-Access-Points, wie sie auch für den privaten Gebrauch im Handel sind, hat die Zeitschrift Ökotest Werte gemessen, bei denen bereits Motorik- und Gedächtnisstörungen bei Kindern auftreten können. Bis zu einem Abstand von 15 m herrschen oft immer noch Feldstärken, die nach baubiologischen Kriterien für Arbeits- oder Daueraufenthaltsplätze um ein Vielfaches zu hoch sind, von Schlafplätzen ganz zu schweigen!

Benutzt man einen PC oder ein Notebook mit W-LAN-Karte ist der Abstand zum Gerät noch wesentlich geringer. In 20 - 30 cm Entfernung werden Werte erreicht, die bereits neurologische Störungen und DNA-

Schäden verursachen können, damit steigt die Gefahr an Krebs zu erkranken. Die Grenze, bei der sich die Blut-Hirn-Schranke öffnet und schädliche Stoffe ins Gehirn gelangen können, ist dann schon längst überschritten.

Wir raten davon ab W-LAN Netzwerke zu verwenden. Im Verbund mit Bluetooth und DECT-Telefonen zählen sie zu den gefährlichsten Strahlenquellen im privaten und beruflichen Umfeld! Auch die Funkkarten in PCs und Notebooks sollte man deaktivieren. Möglich ist dies in der Regel über die mitgelieferte Software oder einen Schalter am Notebook. Zuhause von Basisstation oder Router im aktiven Zustand möglichst großen Abstand halten!

Stromleitungsnetzwerke (HomePlug, dLAN)

Diese lokalen Netzwerke verwenden als Träger für die Hochfrequenzstrahlung die Hausstromleitungen.

Das Stromnetz strahlt dann diese höheren Frequenzen zum Teil wieder ab und wirkt wie eine Sendeantenne. Mit einem Stromleitungsnetzwerk strahlt also jede nicht abgeschirmte elektrische Leitung im Haus nicht nur die gewohnte Niederfrequenz von 50 Hz, sondern auch die hochfrequenten Wellen ab.

Unsere Empfehlung:

Zwar strahlt ein Stromleitungsnetzwerk im Vergleich zu Bluetooth oder W-LAN sehr viel weniger, aber wir raten trotzdem davon ab, denn jegliche unnötige Funkstrahlung sollte man möglichst vermeiden.

Möchte oder kann man aus irgendwelchen Gründen nicht auf Funktechnik verzichten, ist ein Stromleitungsnetzwerk aber dem W-LAN auf jeden Fall vorzuziehen.

Strahlungsintensitäten von Handy, DECT, Bluetooth und W-LAN

Bluetooth	Strahlungsdichte in µW/m² im Abstand von	
Klasse/Reichweite		1 m
1 (100 m)		8.000
2 (50 m)		200
3 (10 m)		80
W-LAN	**50 cm**	**1 m**
Karte in Notebook	30.000	1.600
Öffentlicher Access-Point		1.220– 01.500
DECT	**40 cm**	**1 m**
1,88 – 1,92 GHz	171.000	15.000-36.000
DECT- Schnurlostelefon Siemens Gigaset A580		
im Eco+ -Modus		Mobilteil
	Basisstation	(Abstand z. Basis 3 m)
1,88 – 1,92 GHz	1871	403
Handy, 2W	**0 cm**	**1 m**
	1 – 10 Millionen*	4.000 – 10.000*

Quellen: Baubiologie Maes, nova Institut, Computerbildtest, www.wendezeit.ch
* Die Werte sind nur grobe Anhaltspunkte, da die Strahlungsdichte stark vom Modell und von der jeweiligen Empfangssituation abhängt.

Wirkungen ab Feldstärken von	
Beeinflussung des Hefezellwachstums	10 µW/m²
Störung der Zellmembranen	200 µW/m²
Öffnung der Blut-Hirn-Schranke	1.000 µW/m²
Beeinflussung der Hirnströme	1.000 µW/m²
Neurologische Störungen	10.000 µW/m²
Körperlicher Tod	2 Milliarden µW/m²

Mikrowellenherd

Der Mikrowellenherd ist zu Hause ein weiterer nicht zu unterschätzender Strahlenverursacher. Bei den meisten Geräten wirkt die Strahlung nicht nur auf die Nahrung, sondern auch auf den Benutzer. Je älter die Geräte sind, desto mehr Strahlung dringt in der Regel nach außen.

Dazu kommt die ungünstige Wirkung der Mikrowellenstrahlung auf die Nahrung. Sie wurde vor allem in Rußland ausgiebig erforscht:

1976 wurde der Gebrauch von Mikrowellenherden in der damaligen UdSSR verboten. Man hatte herausgefunden, daß Eiweiße und Zuckermoleküle durch die Mikrowellenbehandlung widernatürlich zerfallen. Die Vitalenergie der getesteten Nahrungsmittel nahm um 60 - 90% ab. In Milch und Getreide entstanden neue krebserregende Verbindungen und in anderen pflanzlichen Produkten vermehrt freie Radikale. Die chemischen Veränderungen der Nahrungsmittel verursachten Verdauungsbeschwerden, Funktionsstörungen des Lymphsystems und eine Zunahme der Krebszellen im Blut. Auch Schweizer Biologen fanden 1991 Veränderungen des Blutbilds nach dem Genuß von Mikrowellennahrung, »die das Anfangsstadium eines krankhaften Prozesses anzuzeigen scheinen, wie es sich bei der Auslösung eines Krebsgeschehens präsentiert«. Die öffentliche Verbreitung dieser Ergebnisse wurde dann auf Betreiben der Hersteller von Mikrowellengeräten per Gerichtsbeschluß untersagt.

Wir empfehlen:

Mikrowellenherde sind zur Zubereitung gesunder Nahrung offensichtlich ungeeignet. Ganz abgesehen davon, daß sie eine weitere (größtenteils unnötige) Strahlenbelastung im häuslichen Umfeld darstellen. Wir empfehlen also, keine Mikrowellenherde zu verwenden!

Zusammenfassung:

Die gepulste Funktechnik stellt zu Hause und am Arbeitsplatz oft die stärkste Belastung in der heutigen Zeit dar. Wenn man die oben genannten Elektrosmogverursacher DECT, Bluetooth, W-LAN und Mobilfunk meidet, hat man bereits den wichtigsten Schritt hin zu einem gesunden Lebensumfeld getan.

Den Schlafplatz entlasten

Der Schlafplatz ist in vieler Hinsicht einer der wichtigsten Orte im Haus oder in der Wohnung, denn die Qualität des Schlafplatzes kann über Gesundheit und Krankheit entscheiden – mehr als den meisten Menschen bewußt ist. Schon Paracelsus wußte vor 500 Jahren: »Ein krankes Bett ist ein sicheres Mittel, die Gesundheit zu ruinieren.«

Fast ein Drittel unserer Lebenszeit verbringen wir im Bett. Für den Körper ist diese Zeit eine wichtige Quelle der Erholung und Regeneration. Entgiftungs- und Ausscheidungsprozesse laufen auf Hochtouren, und Defekte an Organen oder Zellen werden behoben. Während dieser Zeit sollte der Körper so ungestört wie möglich arbeiten können. Nicht umsonst kommen äußere Aktivitäten, die während des Tages Energie und Aufmerksamkeit binden, in der Nacht zur Ruhe, so daß alle Kräfte für die nötigen Regenerationsprozesse zur Verfügung stehen.

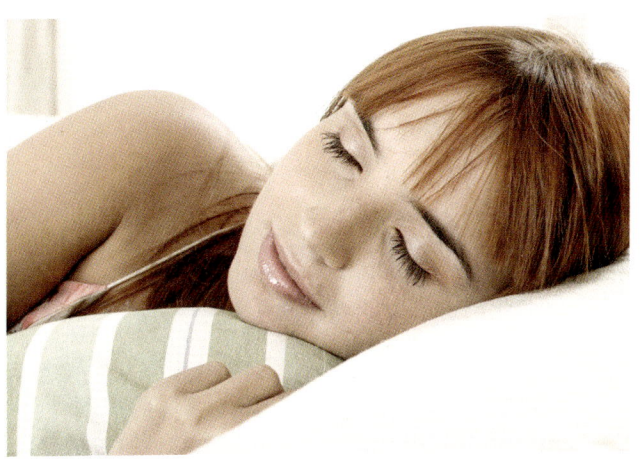

Zudem ist der Körper in seiner passiven Phase wesentlich empfänglicher für Störungen als am Tage.

Fast jeder kennt das Phänomen, daß in einem stillen, ruhigen Raum einzelne Geräusche, wie zum Beispiel das Ticken einer Uhr, sehr viel mehr auffallen und störender wirken, als in einer Umgebung, in der es sowieso laut und lebendig zugeht. Ebenso nimmt der Körper äußere Einflüsse nachts anders wahr als am Tage, und auch deshalb ist es so immens wichtig, daß der Schlafplatz möglichst störungsfrei gehalten wird. Eine gute und entspannte Regenerationsphase trägt wesentlich dazu bei, die unvermeidbaren Belastungen des Tages wieder auszugleichen.

Niederfrequente elektrische und magnetische Felder

Neben den Feldern der gepulsten und ungepulsten Hochfrequenz sind niederfrequente elektrische und magnetische Felder ein weiterer Teil des Elektrosmogs.

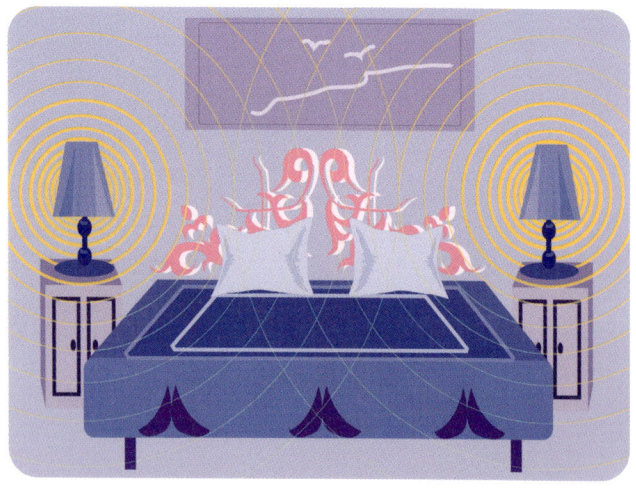

Wir begegnen ihnen vor allem im Umfeld von elektrischen Geräten und allen stromführenden Leitungen der Hausinstallation.

Im Vergleich zur Strahlung, die von Handys, DECT-Telefonen, Bluetooth oder W-LAN ausgeht, sind elektrische und magnetische Felder zwar grundsätzlich etwas weniger schädlich als diese, aber hohe Intensitäten können auch hier ernsthafte gesundheitliche Probleme auslösen. Dies trifft besonders dann zu, wenn man bereits anderweitig vorgeschädigt oder sonstwie belastet ist.

Zumindest im Schlafbereich sollte man also auch diese Felder so weit wie möglich reduzieren.

Spannungsfrei schlafen

Im Schlafzimmer ist es oft sinnvoll, die Sicherung nachts auszuschalten, um die elektrischen Felder aus den Leitungen in der Wand zu reduzieren. Bequemer ist es, einen Netzfreischalter einbauen zu lassen, der, sobald im Schlafzimmer kein Strom mehr verbraucht wird, die Spannung in den Leitungen automatisch auf ein Mindestmaß reduziert. Dabei muß man aber beachten, daß keine Dauerstromverbraucher am Netz sind. Dies könnte zum Beispiel ein strombetriebener Wecker oder ein anderes elektrisches Gerät sein, aber auch eine Lampe mit einem eingebauten Transformator, der beim Ausschalten aktiv bleibt. Generell sollte ein Netzfreischalter immer von einem Fachmann installiert werden.

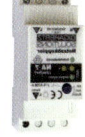

Wer allerdings sicher sein will, daß er wirklich »spannungsfrei« schläft, sollte einen Baubiologen mit einer Messung am Schlafplatz beauftragen. Manchmal beeinflussen sich die Felder verschiedener Räume, und es bringt keinen Vorteil, nur die Sicherung des Schlafzimmers auszuschalten bzw. nur dort einen Netzfreischalter zu installieren. Manchmal wird die Belastung sogar stärker, wenn man nur die Schlafzimmersicherung ausschaltet.

Eine baubiologische Untersuchung lohnt sich außerdem, um andere Belastungen am Schlafplatz auszuschließen. Sie kostet nicht die Welt, und die verbesserte Schlaf- und Lebensqualität wiegt diese Ausgabe mit Sicherheit auf.

Elektrische Geräte

Generell empfiehlt es sich, den Schlafraum frei von elektrischen Geräten zu halten. Zumindest sollte man sie nach Gebrauch ausschalten und möglichst vom Stromnetz trennen, da sie oft auch in ausgeschaltetem Zustand unter Spannung stehen und strahlen.

Am einfachsten läßt sich dies mit einer schaltbaren Steckerleiste verwirklichen. So kann man mit einem einzigen Schalter alle elektrischen Geräte vom Stromnetz trennen.

Auch auf einen Radiowecker sollte man möglichst verzichten.

Lampen

Nachttischlampen sollte man nachts ausstecken, wenn man nicht sowieso die Sicherung im Schlafzimmer ausschaltet, da sie, genau wie

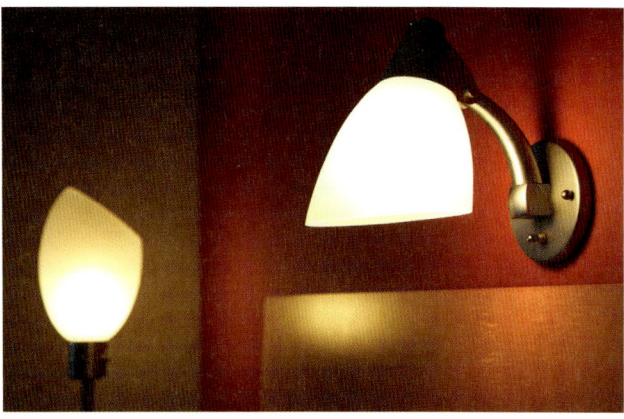

andere elektrische Geräte auch, im ausgeschalteten Zustand elektrische und magnetische Felder abstrahlen können. Da man das als Laie nicht so einfach selbst überprüfen kann, sollte man sie nachts sicherheitshalber vom Stromnetz trennen. Auch das läßt sich mit einer schaltbaren Steckerleiste oder einem schaltbaren Steckdosenaufsatz recht einfach und bequem verwirklichen, und man hat damit den Vorteil, daß man die Lampe bei Bedarf mit dem Schalter auch wieder aktivieren kann, ohne erst im Dunkeln die Steckdose zu suchen. Wer auf Nummer sicher gehen will, verwendet im Schlafbereich abgeschirmte Leuchten aus einem baubiologischen Fachgeschäft (Adressen siehe Anhang). Diese kann man auf jeden Fall gefahrlos eingesteckt lassen.

Grundsätzlich sollte man keine Lampen verwenden, die mit einem Transformator oder elektrischen Vorschaltgerät arbeiten. Das sind zum Beispiel Leuchtstoff- oder Niedervoltlampen.

Energiesparlampen

Energiesparlampen arbeiten nach dem Funktionsprinzip von Leuchtstofflampen und sind deshalb nicht zu empfehlen, da sie verstärkt Hochfrequenz abstrahlen. Vor allem im Nahbereich von Arbeits- oder Sitzplätzen, an denen man sich längere Zeit aufhält, sollte man auf Energiesparlampen verzichten und generell einen Abstand von mindestens einem Meter einhalten.

Das gesündeste Licht, neben dem natürlichen Sonnenlicht, bietet nach wie vor die konventionelle Glühlampe. Leider soll diese in den kommenden Jahren in der EU verboten werden, um Strom zu sparen und damit den Ausstoß von CO_2 zu reduzieren. Ein Witz, angesichts vieler anderer und effektiverer Möglichkeiten, CO_2 zu reduzieren, die allerdings keine Wirtschaftslobby hinter sich haben.

Bett und Matratze

Elektrisch verstellbare Lattenroste und Wasserbetten verursachen durch Motoren und Heizungen meist starke Felder und sind nicht zu empfehlen. Beide sollte man nachts unbedingt ausstecken!

Auch Federkernmatratzen können durch die integrierten Metallspiralen Magnetfelder erzeugen, und man sollte sie daraufhin überprüfen.

Dazu führt man einen Kompaß in möglichst gerader Linie über die Matratze. Weicht die Nadel an einer oder mehreren Stellen von Norden ab, zeigt dies eine Beeinflussung des natürlichen Magnetfelds durch die Matratze an.

Alle unnatürlichen Magnetfelder sind für den Körper schädlich und beeinträchtigen einen gesunden Schlaf. Hat man Abweichungen von mehr als 2°, empfehlen wir, die Matratze zu ersetzen.

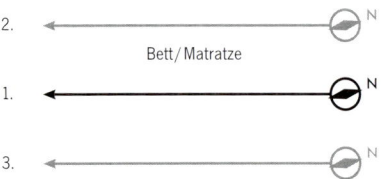

Mit einem Kompaß kann man die Wirkung
einer Federkernmatratze leicht selbst überprüfen.

Synthetische Materialien

Kunststoffe jeder Art sind schlechte Leiter, aber gute »Speicher« für elektrische Ladungen. In Räumen mit vielen Kunststoffen baut sich also leicht ein starkes elektrostatisches Feld auf. Der ganze Raum oder das Bett stehen dann unter »Spannung«, und entsprechend wenig entspannend ist der Schlaf.

Abgesehen von den Ausdünstungen chemischer Stoffe, ist es auch aus diesem Grund sinnvoll, auf Kunststoffe zu verzichten und auf Naturmaterialien (außer Wolle, da diese sich auch auflädt) zurückzugreifen.

Ein Anzeichen für elektrostatische Aufladung ist ein schlechtes Raumklima. Die Luft wirkt trotz häufigen Lüftens schnell stickig und verbraucht. Durch die unnatürlich hohe Spannung werden die negativ geladenen Teilchen der Luft (Ionen), die in freier Natur oder z. B. an einem Wasserfall vermehrt vorhanden sind, drastisch reduziert. Sie erzeugen für unsere Wahrnehmung den Eindruck von frischer und energiereicher Luft und sind für unsere Gesundheit und unser Wohlbefinden wichtig.

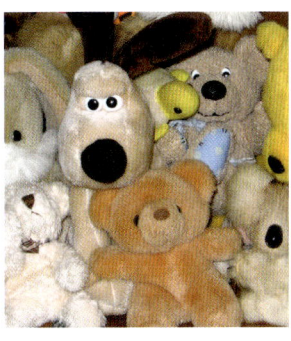

Können Kunststoffteppichböden und -möbel nicht ausgetauscht werden, kann man die Situation durch das Überdecken mit Naturfaserläufern (keine Wolle) zumindest verbessern. Ein Wachsfinish verringert die Aufladung von lackierten und Kunststoffoberflächen für einige Wochen, man muß es dann aber regelmäßig erneuern.

Problematisch sind in Kinderzimmern oft auch Kuscheltiere aus Kunststoff. Sie sollten nicht mit ins Bett genommen werden, und wenn viele davon im Zimmer sind, sollte man sie nachts mit einem Baumwolltuch abdecken. Ganz besonders gilt dies, wenn Kinder bereits Schlafstörungen, Allergien oder Atemwegserkrankungen haben, denn Elektrostatik zieht Staub an und unterstützt die Vermehrung von Pilzen, Viren und Bakterien. So leiden insbesondere Asthmatiker und Allergiker unter dem schlechten Raumklima.

Am besten schläft es sich generell auf und in möglichst naturbelassenen Materialien!

Weitere Belastungen zu Hause und am Arbeitsplatz vermeiden

Mit den bisher genannten Maßnahmen, dem Verzicht auf die gepulste Funktechnik: DECT, Bluetooth, W-LAN, einem bewußten Umgang mit dem Handy und mit der Entlastung des Schlafplatzes hat man bereits wesentliche Schritte zu einem gesunden Wohnumfeld getan.

Für alle, die wissen, daß sie auf Elektrosmog empfindlich reagieren, beziehungsweise, die noch mehr für ihre Gesundheit tun möchten, haben wir im Folgenden noch ein paar wichtige Punkte zusammengestellt:

Bildschirme

Hier sollte man darauf achten, daß Bildschirme die aktuelle schwedische Norm für Arbeitsplätze einhalten (TCO '03). Grundsätzlich sind außerdem moderne TFT-Flachbildschirme zu empfehlen, von ihnen geht kaum schädliche Strahlung aus.

Notebooks

Leider hat sich, im Gegensatz zu Bildschirmen, bei Notebooks die Deklaration nach den strengen schwedischen TCO Richtlinien nicht durchgesetzt, obwohl sie sinnvoll und nötig wäre.

Daher hat man unglücklicherweise als Laie bei Notebooks keinerlei Anhaltspunkte für die Auswahl eines strahlungsarmen Modells.

Notebooks sind leider aber oft starke Strahler, und zudem hat man das Gerät häufig in Körpernähe, während man beim PC das Gehäuse etwas weiter entfernt vom Sitzplatz aufstellen kann.

Verwendet man ein Notebook als PC-Ersatz, sollte man zumindest eine externe Maus und Tastatur verwenden. Zum einen ist das Arbeiten wesentlich komfortabler, zum anderen kann man etwas mehr Abstand

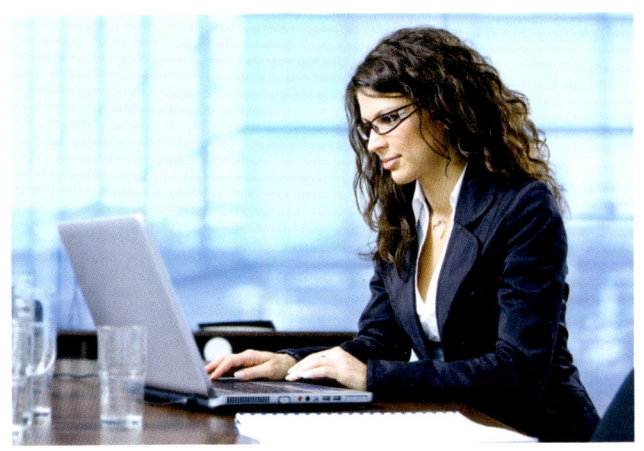

halten. Vermeiden sollte man außerdem, mit dem Notebook auf den Knien zu arbeiten.

Wenn man es regelmäßig mehrere Stunden am Tag benutzt, sollte man die Strahlung seines Notebooks von einem Fachmann messen lassen, um eventuell entsprechende Maßnahmen ergreifen zu können. Vor dem Kauf eines neuen Notebooks kann man sich auch bei einem Baubiologen erkundigen, ob er einem ein strahlungsarmes Gerät empfehlen kann.

Zu beachten

Die meisten modernen Notebooks sind heute mit einer W-LAN Funkkarte, die fest eingebaut ist, ausgestattet. Diese sendet mit gepulster elektromagnetischer Strahlung, sobald das Notebook eingeschaltet ist, auch wenn momentan keine Daten gesendet werden. Wir empfehlen dringend, die Funkkarten abzuschalten, um nicht unnötig der Strahlung ausgesetzt zu sein. Weitere Informationen hierzu finden Sie auch im Kapitel über W-LAN.

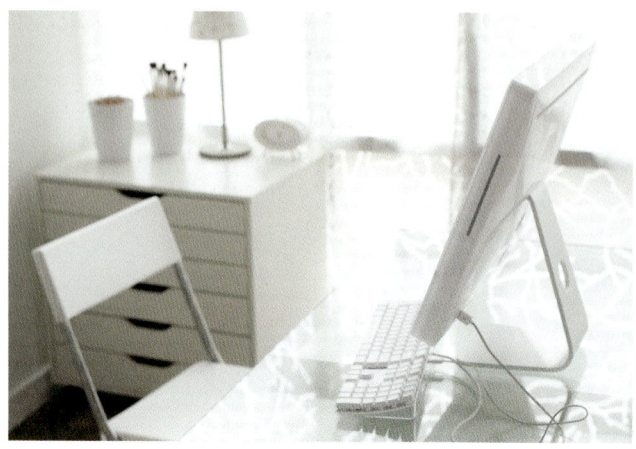

PCs

Meist ist die Strahlung von PCs kein größeres Problem. Um sicherzu-
gehen, sollte man sie in etwa 50 cm bis 1 m Abstand vom Sitzplatz aufstellen, wenn man täglich mehrere Stunden daran arbeitet. Außerdem
sollte man darauf achten, die eingebaute Funkkarte zu deaktivieren!

In Einraumwohnungen und Jugendzimmern sollte man den PC nicht
direkt neben das Bett stellen.

Elektrische Geräte

Alle elektrischen Geräte, die man nicht ständig benötigt, sollte man
auch im Wohn- und Arbeitsbereich grundsätzlich abschalten und nicht
auf Stand-By laufen lassen.

Lampen

Halogen-Niedervoltlampen benötigen einen Transformator, der stark
strahlen kann. Zu empfehlen sind deshalb normale Glühlampen oder
Hochvolt-Halogenlampen. Leuchtstoff- und Energiesparlampen sind

ebenfalls belastend und nicht zu empfehlen. Dies gilt leider auch für das sogenannte Bio-Licht (Tageslichtspektrum-Lampen).

Generell empfehlen wir für alle Arbeits-, Schlaf- und Daueraufenthaltsplätze, an denen man sich täglich mehrere Stunden aufhält, möglichst einen Mindestabstand von ca. ½, besser 1 Meter zu allen elektrischen Geräten im Dauerbetrieb einzuhalten.

Elektroheizung/Nachtspeicherheizung

Während der Nacht heizt der elektrische Strom ein wärmespeicherndes Material auf, das dann tagsüber die Wärme an die Umgebung wieder abgibt und mit Hilfe eines Ventilators im Raum verteilt.

Dabei entstehen durch den Stromfluß elektrische und magnetische Felder direkt am Ofen sowie an den Zuleitungen.

Das elektrische Feld am Ofen direkt ist meistens kein Problem, da die Öfen aus Metall und geerdet sind. Das heißt, das elektrische Feld wird abgeleitet, solange die Erdung in Ordnung ist. Dies gilt allerdings nicht für die Zuleitungen! Gerade nachts, wenn die Heizung geladen wird, fließt hier der Strom und erzeugt starke elektrische und magnetische Felder.

Elektroheizungen sind von baubiologischer Seite generell äußerst kritisch zu bewerten. Vor allem im Schlafraum sollten sie aus oben genannten Gründen nicht verwendet werden. Wenn die Heizung dort in Betrieb ist, sollte man mit dem Schlafplatz einen Abstand von etwa zwei Metern einhalten.

Grundsätzlich verursachen Elektroheizungen außerdem ein ungünstiges Raumklima. Die durch die Ventilation entstehende Luftbewegung führt zur statischen Aufladung von Wolle und Synthetikmaterialien und verteilt gesundheitsschädliche Feinstäube in der Raumluft.

In Wohnräumen ist die Strahlungsbelastung in der Regel nicht so relevant, solange man sich während der Ladezeiten nicht mehrere Stunden in nächster Nähe zu den Zuleitungen und Öfen aufhält.

Elektrische Fußbodenheizung

Mit einer elektrischen Fußbodenheizung hat man eine flächendeckende Bestrahlung mit elektrischen und magnetischen Feldern über die gesamte Bodenfläche. Die Betthöhe reicht nicht aus, um genügend Abstand dazu einhalten zu können. Vor allem beim magnetischen Feld sind die Werte in der Regel viel zu hoch, und mit gesundheitlichen Beeinträchtigungen ist zu rechnen. Abgesehen von der elektromagnetischen Belastung fördert die unnatürliche Wärme von unten die Bildung von Krampfadern und beeinträchtigt ein gesundes Raumklima. Fußbodenheizungen verstärken außerdem die elektrostatische Aufladung von Synthetik und Schurwolle und verursachen damit eine Störung des Gehalts an negativen Luftionen.

Lebt man in einem Haus oder einer Wohnung mit einer elektrischen Fußbodenheizung, ist leider die einzige Lösung, diese abzuschalten und nicht zu verwenden. Zumindest sollte man sie nachts im Schlafzimmer ausschalten. Eine Fußbodenheizung nur im Badezimmer ist dagegen in der Regel kein Problem.

Abschirmung

Manchen Elektrosmog kann man abschirmen, wenn er sich nicht vermeiden läßt. Zum Beispiel kann man elektrische Felder »erden« und sie damit abschirmen.

Genauso kann man Hochfrequenzstrahlung abschirmen. Hierfür gibt es spezielle Materialien und Farben. Magnetische Felder kann man leider praktisch gar nicht abschirmen, ihnen muß man so gut es geht ausweichen, oder man muß die Quelle beseitigen.

Alle Abschirmmaßnahmen gehören aber auf jeden Fall in die Hand eines Fachmanns, das heißt eines gut ausgebildeten Baubiologen. Man kann dabei sehr viel falsch machen, und dann ist der Schaden oft größer als der Nutzen. Adressen von Verbänden, die Ihnen einen Baubiologen in Ihrer Region empfehlen können, finden Sie im Anhang.

Entstörung

Ein weiteres wichtiges Thema ist die sogenannte »Entstörung« von Elektrosmog. Im Gegensatz zur »Abschirmung«, die nach den anerkannten wissenschaftlichen Methoden der Physik arbeitet, handelt es sich hier um energetische Maßnahmen, die eingesetzt werden, um die schädliche Wirkung von Elektrosmog zu reduzieren oder ganz auszuschalten.

Inzwischen werden unzählige Geräte und Chips dieser Kategorie angeboten. Und obwohl wir selbst überzeugt davon sind, daß es wesentlich mehr Dinge zwischen Himmel und Erde gibt, als die Schulweisheit (oder die etablierte Wissenschaft) sich träumen läßt, bewerten wir sie eher kritisch.

In der Regel ist es sehr schwierig, die Wirkung dieser Entstörmaßnahmen objektiv nachzuvollziehen. Letztendlich weiß niemand, welche wirklich wirken und welche vor allem den Geldbeutel des Vertreibers füllen. Mit dem sinnvollen Umgang mit der modernen Technik und größtmöglichem Rückbau der wichtigsten Elektrosmogverursacher ist man dagegen auf der sicheren Seite.

Die wichtigsten Ratschläge in Kürze

Gepulste Funkstrahlung

Handy
✦ Wenn möglich nicht verwenden!

Ansonsten:
✦ Handy mit niedrigstmöglichem SAR-Wert verwenden.
✦ Nur im Notfall das Handy benutzen.
✦ Gespräche möglichst kurz halten.
✦ Freisprechfunktion verwenden.
✦ Strahlungsarmes, kabelgebundenes Headset verwenden (z. B. Aero
   99 von Gigahertz Solutions).

Schnurlostelefon
✦ Möglichst ein schnurgebundenes Modell verwenden.

Ansonsten:
✦ Für längere Gespräche parallel ein schnurgebundenes Telefon
   installieren.
✦ Strahlungsreduziertes Modell verwenden, das nur strahlt, wenn
   telefoniert wird (z. B. das Orchid LR4610 ECO).
✦ Bei älteren, nicht strahlungsreduzierten Modellen Basisstation
   abschirmen und nachts abschalten.

Bluetooth
✦ Möglichst nicht verwenden!

W-LAN
✦ Möglichst nicht verwenden!

Ansonsten:
- ✦ Zu allen Sendern möglichst großen Abstand halten: Access Points, Hot Spots, W-LAN Routern, W-LAN Karten in PCs und Notebooks.
- ✦ So oft wie möglich abschalten.

Stromleitungsnetzwerke (HomePlug, dLAN)
- ✦ Möglichst nicht verwenden
- ✦ So oft wie möglich abschalten

Niederfrequenz (Haushaltsstrom)

Elektrische Geräte
- ✦ Abschalten nach Gebrauch, kein Stand-by.
- ✦ Für Daueraufenthaltsplätze möglichst mindestens 50 cm, besser 1 m Abstand zu **allen** elektrischen Geräten in Dauerbetrieb (das gilt auch für die im folgenden genannten!).

Bildschirme
- ✦ TFT-Bildschirme oder Röhrenbildschirme nach TCO '03 oder '06 verwenden.

Notebooks
- ✦ Strahlungsarmes Modell verwenden.
- ✦ Wenn möglich externe Maus und Tastatur verwenden.
- ✦ Funkkarte abschalten, falls vorhanden.

PCs
- ✦ Funkkarte abschalten, falls vorhanden.

Kabel

✦ Kabelsalat vermeiden.
✦ Leitfähigen Kabelkanal verwenden und erden.

Lampen

✦ Normale Glühlampen oder Hochvolt-Halogenlampen verwenden.
✦ Leuchtstoffröhren, Energiesparlampen und Niedervolt-Halogenlampen vermeiden.

Elektroheizung

✦ Möglichst nicht verwenden.
✦ Abstand halten.

Elektrische Fußbodenheizung

✦ Möglichst nicht verwenden.

Synthetische Materialien

✦ Möglichst wenig verwenden.

Im Schlafzimmer

✦ Möglichst keine elektrischen Geräte.
✦ Sicherung eventuell abschalten.
✦ Möglichst wenig synthetischen Materialien.
✦ Elektroheizung und Fußbodenheizung nicht verwenden.
✦ Elektrisch verstellbare Lattenroste und Wasserbetten möglichst vermeiden bzw. nachts vom Stromnetz trennen.
✦ Keine Federkernmatratze.

Wichtige Adressen

Messungen:

FreiRaum
Barbara & Peter Newerla
Hegelstraße 38
D-72108 Rottenburg/N.
Tel. 074 72 - 28 22 38
Fax: 074 72 - 91 64 18
www.newerla.de

Baubiologen in Ihrer Region:

IBN
Institut für Baubiologie+Oekologie
Holzham 25
D-83115 Neubeuern
Tel. 080 35 - 20 39
Fax: 080 35 - 81 64
Internet: www.baubiologie-ibn.de

VDB
Berufsverband Deutscher Baubiologen e.V.
Oberwiesenthaler Straße 18
D-91207 Lauf bei Nürnberg
Tel. 091 23 - 98 40 12
Fax: 091 23 - 98 40 13
www.baubiologie.net
netzwerk@baubiologie.net

Strahlungsarmes Headset »Aero 99«:

Gigahertz Solutions GmbH
Am Galgenberg 12
90579 Langenzenn
Deutschland
Tel. (09101) 9093-0
Fax: (09101) 9093-23
www.gigahertz-solutions.de

Strahlungsfreie Lampen und Abschirmmaterialien:

BioSol OHG
Hauptstr. 58
53474 Bad Neuenahr
Tel. 02641/78423
Fax: 02641/78433
www.biosol.de

SAR-Werte von Handys:

www.handywerte.de (nova-Institut)

Links mit weiteren Infos zum Thema:

www.ohne-elektrosmog-wohnen.de
Gut gestaltetes, gemeinsames Portal verschiedener Anbieter von Abschirmmaßnahmen mit grundlegenden Informationen zum Thema.

www.mobilfunk-buergerforum.de
www.buergerwelle.de

Wie gefährlich ist die Strahlung für mich?

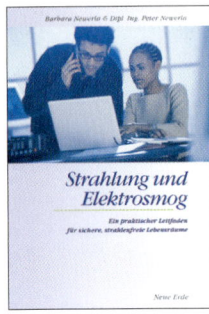

Der Ingenieur für Nachrichtentechnik, Geomantie-Experte und Umweltanalytiker Peter Newerla steuerte das Fachwissen bei, das Barbara Newerla, selbst geomantische Praktikerin, in leicht faßlicher Form aufbereitete. So entstand ein Buch, das uns verständlich macht, was Strahlung eigentlich ist, was es mit Elektrizität auf sich hat und wie sich nach neuesten Erkenntnissen Strahlen und Wellen auf Lebewesen auswirken.

Auf der Basis dieses Grundwissens werden alle im täglichen Leben relevanten technischen Strahlenquellen mit Gefahrenpotentialen und Schutzmaßnahmen vorgestellt.

Der letzte Teil des Buches erläutert in leicht nachzuvollziehenden Schritten, wie man selbst mit einfachen Mitteln einen gesunden Schlafplatz und ein strahlungsarmes Wohn- und Arbeitsumfeld gestalten kann und welche Möglichkeiten es gibt, den Körper zu stärken, um verbleibende Belastungen besser tolerieren zu können. Zudem zeigt es auf, welche Hilfestellungen durch professionelle Berater und Helfer sinnvoll und möglich sind.

In einem Gebiet, wo viele Ängste und Halbwissen grassieren, bietet dieses Buch zuverlässige Orientierung und Hilfestellung.

Barbara Newerla,
Dipl. Ing. Peter Newerla
Strahlung und Elektrosmog
Ein praktischer Leitfaden für sichere, strahlenfreie Lebensräume
Klappenbr., 256 Seiten, mit vielen Fotos, Grafiken und Tabellen
ISBN 978-3-89060-267-7

Die wichtigsten Informationen zu 430 Steinen

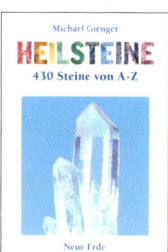

Ein umfassendes Verzeichnis aktueller Heilsteine. Knapp und übersichtlich und doch sorgfältig und genau wird jeder Stein in Wort und Bild vorgestellt: Mineralogie, Indikationen (körperlich, seelisch, mental und geistig), Literaturverweis und Verfügbarkeit.

Michael Gienger

Heilsteine – 430 Steine von A-Z

Pb. 96 Seiten, Taschenformat, mit 430 Farbfotos
ISBN 978-3-89060-059-8

Alles zum richtigen Umgang mit Heilsteinen

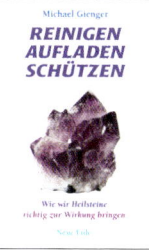

Steine können heilen. Aber sie können auch krank-machen: Ein Stein, der heilt, kann die Information der Krankheit aufnehmen und an den nächsten Anwender weitergeben. Daher müssen Steine, die für die Heilung eingesetzt oder längere Zeit getragen werden, immer wieder gereinigt werden. In diesem kleinen praktischen Ratgeber hat der Heilstein-Experte Michael Gienger alle von ihm und seinen zahlreichen Helfern vielfach erprobten Methoden zur Reinigung, Entladung und Aufladung von Heilsteinen zusammen-gestellt.

Michael Gienger

Reinigen – Aufladen – Schützen

Wie wir Heilsteine richtig zur Wirkung bringen
Pb. 64 Seiten, Taschenformat, durchgehend farbig illustriert
ISBN-978-3-89060-277-6

Bücher von NEUE ERDE im Buchhandel

Im deutschen Buchhandel gibt es mancherorts Lieferschwierigkeiten bei den Büchern von NEUE ERDE. Dann wird Ihnen gesagt, dieses oder jenes Buch sei vergriffen. Oft ist das gar nicht der Fall, sondern in der Buchhandlung wird nur im Katalog des Großhändlers nachgeschaut. Der führt aber allenfalls 50% aller lieferbaren Bücher. Deshalb: Lassen Sie immer im VLB (Verzeichnis lieferbarer Bücher) nachsehen, im Internet unter www.buchhandel.de

Alle lieferbaren Titel des Verlags sind für den Buchhandel verfügbar.

Sie finden unsere Bücher in Ihrer Buchhandlung oder im Internet unter www.neue-erde.de

Bücher suchen unter: www.buchhandel.de. (Hier finden Sie alle lieferbaren Bücher und eine Bestellmöglichkeit über eine Buchhandlung Ihrer Wahl.)

Bitte fordern Sie unser Gesamtverzeichnis an unter

NEUE ERDE GmbH
Cecilienstr. 29 · D-66111 Saarbrücken
Fax: 0681 390 41 02 · info@neue-erde.de

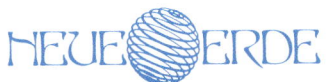